DE LA

MORTALITÉ DES ENFANTS

DU 1ER AGE

ET DES MOYENS DE LA COMBATTRE

PAR LE

Dr LIÉTARD

INSPECTEUR DES EAUX DE PLOMBIÈRES,
Chevalier de la Légion d'honneur.

RAMBERVILLERS,
TYPOGRAPHIE ET LITHOGRAPHIE CH. MÉJEAT JEUNE

1889

DE LA

MORTALITÉ DES ENFANTS

DU 1er AGE

ET DES MOYENS DE LA COMBATTRE

PAR LE

Dr LIÉTARD

INSPECTEUR DES EAUX DE PLOMBIÈRES.

Lorsque l'on se contente de comparer entre eux les résultats des dénombrements successifs de la population française, qui ont été exécutés depuis le commencement de ce siècle, on constate que cette population s'est accrue d'une manière constante. En effet, du chiffre de 27,350,000, qui est le total du premier dénombrement régulièrement effectué en 1801, elle était arrivée en 1869, avant la guerre allemande, à celui de 38,698,200. A première vue, il semblerait que ces chiffres soient satisfaisants; mais, on a bien vite perdu toute illusion à cet égard, dès qu'on étudie, un à un, les dénombrements, et surtout dès qu'on cherche chez les nations voisines, des termes en comparaison.

L'examen des dénombrements successifs nous apprend, en effet, que l'accroissement annuel de la population française va sans cesse en diminuant d'importance; de 6,9 pour 1000 habitants qu'il valait dans la période de 1821 à 1830, il était descendu à 2,3 pour 1000 habitants, pendant la décade 1851-1860; pour remonter à 3,4 entre 1861 et 1869. Tels sont les chiffres calculés par Bertillon; le dernier peut être considéré comme le taux du croît moyen actuel, par an et par 1000 habitants.

Si l'on vient à rapprocher de ces chiffres, ceux qui se rapportent aux mêmes faits, chez les nations étrangères, on constate qu'en Angleterre et en Prusse, le croît annuel de la population est presque quatre fois plus fort que le nôtre, (13 pour 1000 habitants) qu'en Saxe il est notablement plus élevé (15 pour 1000 h.); qu'en Suisse, en Allemagne, en Danemark, en Suède, il dépasse encore 10 par 1000 habitants. Bertillon, pour donner plus de précision à ses remarques, dont la gravité et l'importance ne peuvent échapper à personne, y a fait entrer un autre facteur, celui de la surface territoriale. La France possède 70 habitants par kilomètre carré; elle vient sous ce rapport aussi, après plusieurs autres pays. La Belgique, en 1871, avait 171 habitants par kilomètre carré; l'Angleterre en a 150; le Wurtemberg, près de 100, l'Allemagne 90. En rapportant à la superficie kilométrique le croît annuel de la population française, on trouve qu'il n'est que de 0,245 habitant par an et par kilomètre carré, ce qui nous assigne encore un rang très-médiocre. En Angleterre, le croît par kilomètre carré est annuellement de 1,9 habitants; en Allemagne, 0,79 habitant; en Prusse spécialement, 0,92 habitant; en Suisse, 0,68 habitant, etc.

Tels sont les faits que tous les économistes et tous les hygiénistes connaissent et déplorent. L'importance de plus en plus minime, la lenteur de plus en plus désespérante, de l'augmentation de la population dans notre pays, tel est le danger dont tous se préoccupent et contre lequel ils s'efforcent de réagir. Il est évident qu'il n'y a que deux moyens de combattre le fléau, et de neutraliser les effets dont il nous menace : l'augmentation de la natalité, et la diminution de la mortalité.

Or, il est devenu évident que les efforts sont impuissants pour arrêter l'affaiblissement de la natalité. Concéder certains avantages matériels ou quelques privilèges, ou encore accorder des récompenses aux familles nombreuses, sont des moyens qui ne mènent à aucun résultat sérieux ; ils sont d'ailleurs d'une application à peu près impossible. Une loi récente, inspirée par une pensée patriotique et philanthropique, en vertu de laquelle l'état devait se charger de l'éducation d'un enfant, dans les familles qui en possédaient sept, est devenue lettre morte, dès qu'on a voulu la mettre à exécution. Elle eût entraîné des dépenses énormes.

Il reste la lutte contre la mortalité ; ici, heureusement, les conditions changent ; on est certain de ne pas travailler en vain. La médecine et surtout l'hygiène peuvent venir en aide, et prêter un concours utile aux économistes, en sauvant des existences. La mortalité, pendant les premières années de la vie, étant incomparablement plus fréquente et plus anormale que dans l'âge adulte, c'est surtout à la santé et à la vie des petits enfants que doit s'adresser la sollicitude de l'hygiéniste et du médecin. Examinons donc rapidement, d'abord quelle est dans notre pays et particulièrement dans les Vosges, cette mortalité des petits enfants, puis les efforts déjà faits pour rectifier leur hygiène ; nous dirons pour finir, comment grâce à d'heureuses circonstances nous allons voir commencer chez nous, avec des chances certaines de succès, la guerre contre le fléau destructeur, dont les effets nous inquiètent tous si légitimement.

I.

De la mortalité dans la première année de la vie, en France, et particulièrement dans les Vosges.

La mortalité des petits enfants, pendant la première année de la vie, se traduit par des chiffres réellement effrayants. Elle représente, à elle seule, la cinquième partie de la mortalité générale, c'est-à-dire que sur 1000 décès, 200, en moyenne, atteignent des enfants âgés de moins d'un an. Ce nombre correspond aussi assez exactement à la moyenne de notre département ; mais, il est parfois largement dépassé. Dans le courant de 1886, par exemple, année que je prends d'ailleurs tout à fait au hasard, je trouve que sur 1000 décès, 214 sont fournis par des enfants de l'âge 0-1 an. Mais les nombres vont parler bien plus clairement encore, si nous comparons la mortalité de la première année, non plus à la mortalité générale, mais aux naissances vivantes dans cette même année, c'est-à-dire à l'ensemble des enfants exposés à la subir. (1)

Rappelons d'abord que pendant la période de 1856 à 1865, il y a eu en moyenne, en France, d'après les tables de Bertillon, qui nous fournissent ces renseignements généraux, 178 décès pendant la première année de la vie, pour 1000 naissances vivantes, 192 pour les garçons et 164 pour les filles, et que cette proportion devrait encore être quelque peu augmentée, si on y faisait entrer les faux morts-nés, c'est-à-dire les enfants qui, nés vivants, sont morts avant la déclaration faite à la mairie, et y ont par conséquent, été enregistrés comme présentés sans vie. Pendant cette même période, la moyenne pour les Vosges était de 176 décès pour 1000 naissances vivantes. Elle s'éloignait par conséquent assez peu de la moyenne générale. Comme termes de comparaison nous indiquerons les chiffres des départements limitrophes : Meuse, 183 ; Meurthe, 178 ; Moselle, 159 ; Haute-Marne, 189 ; Haute-Saône, 159 ; Haut-Rhin, 206 ; Bas-Rhin, 217.

Si, maintenant, nous comparons le taux de la mortalité infan-

---

(1) Je rappelle pour mémoire, que lorsqu'on veut faire les calculs avec plus de précision, on compare les décès de 0 à 1 an, à une somme de naissances, formée par le 1/4 des naissances de l'année précédente ajouté aux 3/4 des naissances de l'année courante ; mais cette rectification, fort logique, en raison de l'enjambement des années, n'a qu'une importance minime au cas particulier, et je la néglige intentionnellement.

tile pendant la période de 1856 à 1865, à la période 1840-1849, pour laquelle les mêmes tables nous fournissent aussi des éléments, nous nous trouvons en face de résultats qui mènent à des conclusions sérieuses. La moyenne de la France qui, tout à l'heure était de 178 décès pour 1000 naissances, n'était alors que de 160 ; elle a donc progressé, d'une période à l'autre, de 18 décès pour 1000 naissances, c'est-à-dire dans le rapport de 100 à 112. Cette progression a été notable dans presque tous les départements ; le département des Vosges compte au nombre de ceux où elle a été le plus intense, car pendant cette décade de 1840 à 1849, le taux de la mortalité infantile, pendant la première année de la vie, n'était que de 148 décès pour 1000 naissances vivantes. Il en résulte que le chiffre de la première période étant pris pour 100, celui de la seconde devient 118 ; ainsi, la mortalité des petits enfants a progressé, d'une période à l'autre, dans les Vosges, dans le rapport de 100 à 118.

Justement impressionné par de semblables indices, et dans le but d'apprendre si cette marche ascensionnelle dans la déperdition des petits enfants, ne s'arrêtait pas, j'ai étudié, au même point de vue, une série d'années plus récente, celle de 1880 à 1884, et j'ai été amené à constater que dans les Vosges, la moyenne de la dîme mortuaire prélevée sur les enfants nouveau-nés, n'a pas cessé de progresser. Pour les cinq années dont il s'agit, elle est de 183 décès sur 1000 naissances vivantes, au lieu de 176 ; elle a donc pendant cette troisième période augmenté encore dans le rapport de 100 à 103,6.

Dans le tableau qui suit, on trouvera tous les chiffres qui sont les éléments de cette statistique partielle, ainsi que le taux de la mortalité infantile pour chacune des années de la série. On y verra que ce chiffre, qui représente bien la probabilité de mort dans la première année de la vie, ne descend qu'une fois au-dessous de la moyenne précédemment indiquée (176 D. pour 1000 N.), et qu'en 1883, il est monté à 200.

Rapport des décès de la première année aux naissances vivantes dans les Vosges, pendant la période 1880-1884.

ANNÉES	ENFANTS NÉS VIVANTS			DÉCÈS DE LA 1ʳᵉ ANNÉE			DÉCÈS pour 1000 naissances
	Légitimes	Naturels	TOTAUX	Légitimes	Naturels	TOTAUX	
1880	9421	723	10144	1689	198	1887	186
1881	9580	790	10370	1636	220	1856	179
1882	9300	813	10113	1522	188	1710	169
1883	9036	787	9823	1711	255	1966	200
1884	9310	792	10102	1601	250	1851	183
Totau.	46644	3905	50552	8158	1111	9270	»
Moyennes	9328	781	10110	1632	222	1854	183

Il eût été extrêmement intéressant de pouvoir connaître le mode de répartition de la mortalité infantile dans les différentes régions de notre département ; mais rien de semblable n'a été publié.

Les volumes de la statistique officielle ne contenaient pas jusqu'ici les éléments de cette appréciation détaillée. Ils ne se pourraient trouver que dans les archives des préfectures, non pas par cantons, mais par arrondissements (1).

C'est à cette source que nous avons puisé les renseignements relatifs à l'année 1886, et dont nous donnons ci-après le résumé. On y verra que, dans le cours de cette année, le rapport entre les décès de la première année de la vie et le nombre des naissances vivantes, s'est élevé à 206, chiffre relativement très fort, que nous n'avions pas encore eu à inscrire, et que l'écart maximum entre les divers arrondissements monte à 87 décès pour

---

(1) On sait qu'à l'avenir, cette imperfection va disparaître de nos *Tables des mouvements de la population.*

1000 nés vivants. Dans l'arrondissement de Remiremont, la dîme mortuaire des petits enfants a atteint le chiffre énorme de 255 pour 1000 naissances. A côté du chiffre des décès de la première année, nous avons inscrit celui de la mortalité générale, ce qui nous apprend que, dans cette même année 1886, si prodigue de la vie des petits enfants, le nombre des naissances, dans deux arrondissements, s'est trouvé notablement inférieur à celui des décès. Comme résultat final, l'excédent des naissances sur les décès dans les Vosges, se trouve réduit à 382.

Mouvement général de la population des Vosges en 1886.

| ARRONDISSEMENTS | Nombre des nés vivants | Nombre des décès | EXCÉDENT DES | | Décès de 0 à 1 an. | Pour 1000 Naissanc. combien de décès de 0 à 1 an ? |
			Naissances	Décès		
Epinal........	2422	2322	100	»	404	168.8
Mirecourt	1345	1519	»	174	274	203.5
Neufchâteau...	1083	1207	»	124	216	199.4
Remiremont ..	2362	2137	225	»	604	255.6
Saint-Dié.....	2852	2497	255	»	582	204.1
Vosges....	10064	9682	680	298	2080	206.1

Les considérations qui précèdent ont mis en évidence, par la comparaison, à des époques diverses, entre la natalité et la mortalité des petits enfants, la déperdition désastreuse qui pèse sur eux pendant la première année de la vie, ainsi que la marche ascendante que semble suivre fatalement le taux de cette déperdition.

En rapprochant les uns des autres, les chiffres de la mortalité aux différents âges de la vie, on voit apparaître, sous une forme différente, mais non moins saisissante, la gravité de cette plaie sociale. Cela ne tient pas, il est bon de le dire de suite, à ce que le département des Vosges offre, sous ce rapport, à l'observation, des conditions exceptionnellement regrettables ; il conserve, au contraire, presque pour tous les âges de la vie, un rang qui, en somme, le rapproche de la moyenne générale. Nous pouvons considérer, par conséquent, ce qui se passe au milieu de nous, comme un exemple de ce que tous les autres départements ont à subir, plus ou moins. Dans le tableau suivant, qui dans sa briè-veté, renferme des indications de haute importance, on trouvera non seulement le nombre des décès pour chaque groupe d'âge, pour 1000 personnes, *de chaque âge*, mais encore, à côté de ce chiffre, une autre indication numérique qui est celle du rang que le coefficient assigne au département des Vosges, dans la série entière des départements de la France. Toutes ces indications se rapportent à la période 1857-1866, et les éléments du tableau sont puisés dans les grandes tables de Bertillon, qui font suite à la Démographie de la France insérée dans le *Dictionnaire encyclo-pédique des sciences médicales*. Je crois utile de faire remarquer un détail, qu'il ne faut pas oublier ; c'est que ces taux de morta-lité ne sont pas obtenus en comparant les décès de chaque âge à la population générale, mais bien à la population de chaque âge, c'est-à-dire que suivant une règle trop souvent négligée, l'évène-ment n'est étudié qu'en fonction de ceux qui ont pu le subir, ce qui est la seule manière de mettre en lumière des rapports précis.

Mortalité, aux divers âges, dans les Vosges et dans la France entière, avec indication du rang des Vosges dans la série des départements :

GROUPES D'AGES	VOSGES Mortalité	Rang du département	FRANCE MORTALITÉ	GROUPES D'AGES	VOSGES Mortalité	Rang du département	FRANCE MORTALITÉ
de 0 à 1 an. . .	176	49	178	de 30 à 40 ans.	8.6	40	9.3
de 1 à 5 ans . .	24.6	14	34.6	de 40 à 50 ans.	12.1	57	11.9
de 5 à 10 ans .	7.3	20	8.5	de 50 à 60 ans.	20.0	58	19.6
de 10 à 15 ans.	4.8	26	5.5	au-delà de 60 ans.	75.1	58	70.5
de 15 à 20 ans.	6.0	11	7.3	. . . .	. . . .	. . . .	. . . .
de 20 à 30 ans.	8.9	44	9.3	de tout âge . . .	22.3	34	23.3

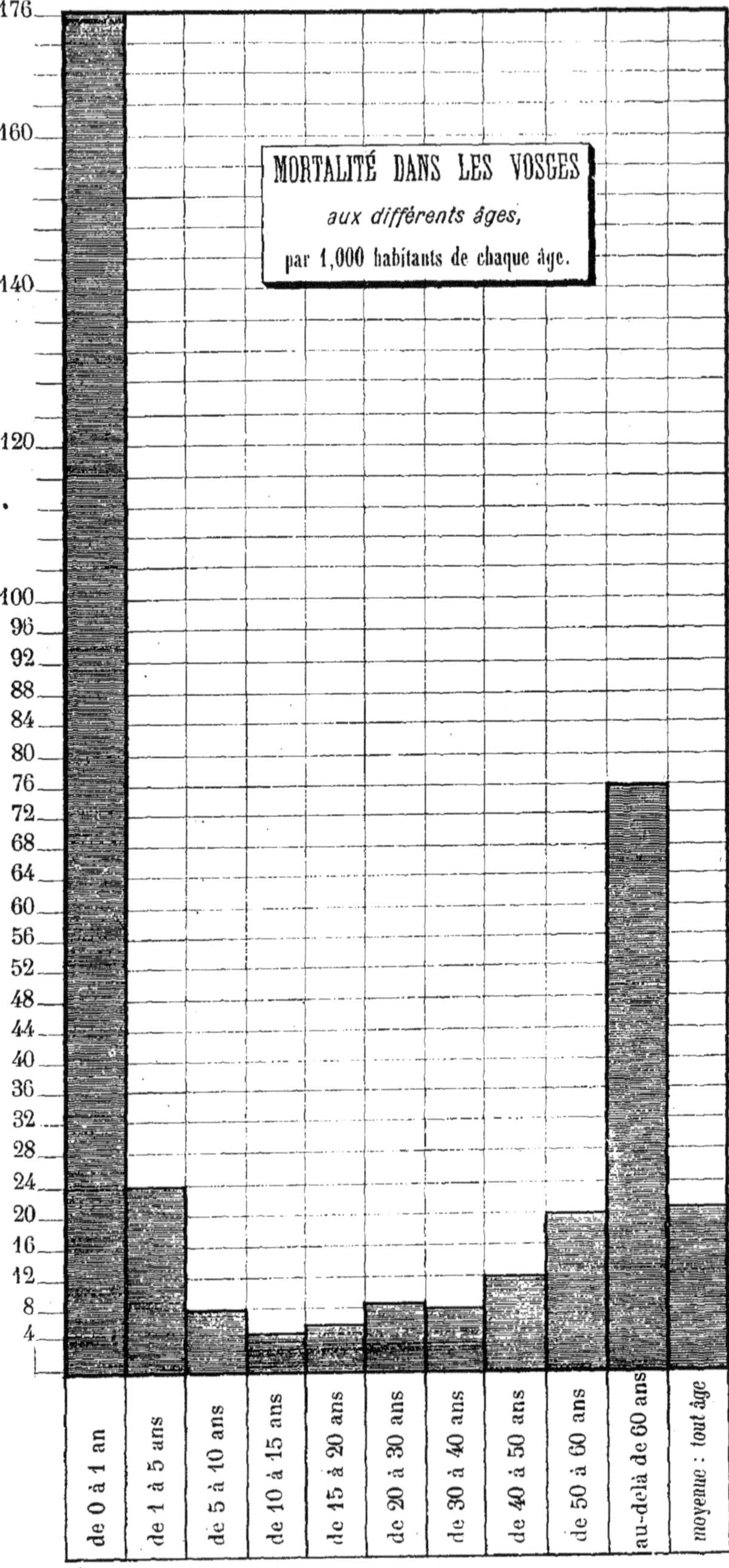

MORTALITÉ DANS LES VOSGES
aux différents âges,
par 1,000 habitants de chaque âge.
176
160
140
120
100
96
92
88
84
80
76
72
68
64
60
56
52
48
44
40
36
32
28
24
20
16
12
8
4
de 0 à 1 an
de 1 à 5 ans
de 5 à 10 ans
de 10 à 15 ans
de 15 à 20 ans
de 20 à 30 ans
de 30 à 40 ans
de 40 à 50 ans
de 50 à 60 ans
au-delà de 60 ans
moyenne : tout âge

Ce sont les chiffres compris dans la première colonne du tableau, que reproduit graphiquement, et d'une manière saisissante, le diagramme qui accompagne cette notice. Ce qui frappe, avant tout, l'attention, c'est l'énorme différence entre le taux de la mortalité pendant la première année de la vie, et dans le cours de la période suivante, de 1 à 5 ans. Dans les Vosges, il tombe de 176 à 24, pour 1000 enfants, nés ou recensés. Cet affaiblissement immédiat de la mortalité des enfants, après la première année, dans les Vosges, est d'autant plus digne de remarque, qu'il est quelque peu exceptionnel; le département des Vosges, qui, par la mortalité de la première année, était le 49e, dans l'ordre de la série, recule, pour cette seconde série d'âges, au 14e rang, ce qui est très satisfaisant, puisque tous les numéros d'ordre sont toujours donnés dans l'ordre croissant des phénomènes étudiés. Ce chiffre de 24 décès pour 1000 vivants, est très notablement inférieur à la moyenne de la France (34 décès pour 1000 vivants de 1 à 5 ans); l'écart entre les coeffi-cients est d'ailleurs, pour les divers départements, très considérable; il varie de 19, dans la Haute-Marne, à 68 dans l'Hérault, Ce coefficient, relativement faible, de la mortalité des enfants de 1 à 5 ans, dans les Vosges, ne fait que mettre encore davantage en relief, l'importance de celui qui a trait aux petits enfants de la première année.

Tel est le mal que j'ai essayé de dépeindre ; la lecture des pages qui précèdent, suffit, je crois, pour permettre d'en apprécier l'étendue. Est-il possible d'y remédier au moins partiellement ? C'est là une question qui vaut la peine d'être étudiée attentivement. Il est évident, en effet, que si l'on se trouve en présence de phénomènes pour ainsi dire normaux, procédant de la nature même, inhérents à la constitution moyenne des enfants, au début de la vie, il n'y a qu'à s'incliner et à se résigner. Mais, je pense exactement le contraire, et je vais en donner les raisons.

Si l'on étudie la répartition de la mortalité des enfants de la première année d'âge, simultanément dans les différents départements de la France, et à des époques diverses, on s'aperçoit de suite que cette répartition reste pour ainsi dire fixe, et que les départements, ceux surtout qui sont placés aux deux extrémités de la liste, conservent presque les mêmes rangs, d'une période à l'autre, malgré l'écart très-considérable qui sépare les chiffres les plus faibles des plus élevés. Ainsi, pour les périodes de 1840-1849 et 1857-1866, nous trouvons, dans l'une comme dans l'autre, le département de la Creuse, en tête de la liste, c'est-à-dire avec la moindre mortalité, (87 décès pour 1000 nés vivants, dans la première période, 118 décès pour 1000 nés vivants, dans la seconde). De même, le département d'Eure-et-Loir est classé le dernier dans les deux cas, avec un coefficient égal à 239 dans le premier et 301 dans le second. Le département des Hautes-Pyrénées est classé avec le n° 2 dans les deux périodes, avec les cotes 91 et 126 ; celui de la Manche est le troisième dans la première période, avec 104 décès, et le quatrième dans la seconde, avec 132 décès, etc. La conclusion qu'il faut tirer de là, c'est que les causes qui assignent à chaque département son coefficient et partant, son rang dans la série, sont locales ; elles ont leur raison d'être dans le département même. On pourrait penser, à première vue, que ces causes sont d'ordre extérieur, pour ainsi dire, échappant à l'action de l'habitant, comme les actions climatologiques, les influences endémiques, etc. Mais la réflexion ne permet pas de s'arrêter à cette opinion. Car, ainsi que l'avait déjà remarqué Bertillon, les départements de la Creuse, des Hautes-Pyrénées, des Basses-Pyrénées, de l'Ariège, de la Vienne, de la Mayenne, etc., qui ont la moindre mortalité des petits enfants, ne sont ni plus salubres que les autres, ni mieux réglés au point de vue des conditions hygiéniques, ni plus favorisés au point de vue de l'aisance. Ce sont simplement des départements dans lesquels l'industrie nourricière ne s'exerce qu'exceptionnellement, tandis que les mères y élèvent et allaitent elles-mêmes leurs enfants plus fréquemment qu'ailleurs.

Le caractère essentiellement contingent, et par conséquent variable et modifiable, de la mortalité des petits enfants, peut encore être bien mieux mis en évidence par un autre moyen.

Il suffit pour cela de considérer la mortalité des enfants de la première année, séparément chez les enfants légitimes et chez les enfants naturels. Cette mortalité, qui a été, ai-je dit déjà, de 178 ou 179 pour 1000 naissances vivantes, pendant la période de 1857-1866, devient quand on sépare les enfants selon leur état civil, égale à 168 décès pour 1000 naissances légitimes, et à 327 pour 1000 naissances illégitimes. Ce sont les chiffres qui s'appliquent à la France entière. Dans les Vosges, et pour la période 1880-1884, par exemple, la mortalité des enfants légitimes, rapportée à 1000 nés vivants, a été, en moyenne, de 174, tandis que celles des enfants naturels, pendant la même période, a atteint le chiffre de 284 décès. Ces deux nombres sont, entre eux, dans le rapport de 100 à 163. Dans le courant de l'année 1886, les résultats ont été à peu près les mêmes ; la mortalité des enfants légitimes a été de 201 décès pour 1000 nés vivants, et celle des enfants naturels de 296 décès. Notons l'arrondissement de Remiremont, où les enfants naturels ont fourni la proportion effrayante de 39 décès pour 100 naissances.

N'est-ce pas l'évidence même que tous ces enfants, nés la même année, dans tous les cantons d'un même département, apportaient en moyenne, à l'instant de leur naissance, et quel que soit leur état civil, les mêmes probabilités de vie, et que la différence entre la mortalité des légitimes et celle des illégitimes, ne peut provenir que des conditions inégalement favorables, qui entouraient leur début dans la vie. Aussi faut-il tenir pour avéré que le taux de mortalité des petits enfants peut être modifié et réduit notablement ; que cette déperdition énorme de nés-vivants est due parfois à l'incurie, mais bien souvent à l'ignorance, ou aux soins maladroits des parents les mieux intentionnés, et que la vulgarisation des soins à donner à ces frêles et précieuses existences est, par excellence, le moyen capable de modérer, dans la mesure du possible, le fléau écrasant de la mortalité pendant la première année de la vie.

II.

**Des efforts tentés jusqu'ici pour la vulgarisation de l'hygiène infantile.
Réalisation prochaine du projet vosgien.**

Il n'y a pas lieu de s'étonner, après des faits comme ceux qu'on vient de lire, et qui donnent une idée de ce qui se passe partout, que les hygiénistes, et tous ceux qui s'intéressent à l'avenir du pays, aient cherché à répandre dans la population, par voie de propagande, les notions élémentaires et essentielles de l'hygiène des petits enfants. Nous n'avons, sous ce rapport, il est à peine besoin de le dire, aucune prétention à la priorité ni à l'invention. Le but, visé par tous, n'ayant jamais été atteint que partiellement, nous entreprenons d'y arriver plus sûrement, plus simplement encore qu'on ne l'a tenté jusqu'alors. Le moyen auquel chacun a songé, c'est, répétons-le, la distribution dans les mairies, d'une notice hygiénique, à l'occasion de chaque déclaration de naissance. Ce moyen sera également le nôtre.

Avant de dire ce que nous ferons, rappelons d'abord en quelques mots, les efforts qui ont été tentés, dans l'intention de rendre hommage à leurs auteurs, puis aussi avec l'espoir de faire partager à nos confrères, l'intérêt avec lequel nous avons étudié la question et recueilli les renseignements dont nous donnerons le résumé.

Parmi les brochures qui ont été rédigées en vue de l'élevage normal des nouveau-nés, il en est qui dissimulent plus ou moins habilement des réclames en faveur de certains produits industriels. Dans une notice précédente, nous en avons signalé une où se trouvent vantées les qualités de certains biberons ; elle a été imitée par d'autres. L'une d'entre elles renferme, en outre, un appel éloquent à l'adresse d'un hochet médical, inventé par l'auteur de la brochure, d'un hochet qui se visse et se dévisse, et danslequel on enferme, pour le grand bien du poupon, des morceaux de réglisse ou de guimauve, ou des bâtonnets médicamenteux. Un tel objet, n'est-ce pas vraiment le paradis des microbes, auxquels on y offre, avec un logement tranquille, une table d'hôte variée pour eux et leurs nombreuses familles.

Au nombre des publications sérieuses, dues à des associations, nous signalerons la brochure de la Société française d'hygiène, intitulée *Hygiène et éducation de la première enfance*, et dont la rédaction est due à une commission composée de MM. Blache, Ladreit de la Charrière et Ménière (d'Angers). C'est un très-bon travail, bien et clairement rédigé, et renfermant tous les préceptes utiles, et tous les renseignements qui peuvent guider une mère, dans la première éducation de son enfant. Traduit en diverses langues étrangères, ce petit livre de 36 pages, est une œuvre de véritable utilité. Mais, il ne répond pas au but que nous poursuivons ; il comprend trop de notions pour qu'elles puissent trouver place dans la mémoire de toutes les personnes à qui elles sont nécessaires, et, malgré son prix de revient relativement faible (0,10 c.), il n'est pas possible d'entreprendre de le faire distribuer en permanence dans toutes les mairies.

Je ne connais rien de plus énergique ni de plus efficace, comme entreprise individuelle de propagation des préceptes de l'hygiène infantile, que celle de M. le Dr Armaingaud, professeur agrégé de la faculté de médecine de Bordeaux, fondateur des hôpitaux maritimes d'Arcachon et de Banyuls-sur-Mer. Sa petite brochure, contenant 7 pages de texte, du format in-18, renferme les 16 préceptes de l'Académie de médecine, suivis d'une instruction spéciale sur l'ophtalmie des nouveau-nés et précédé de renseignements généraux. Au commencement de cette année, m'écrit notre zélé confrère, 650,000 exemplaires avaient déjà été distribués, tant à la mairie de Bordeaux, où cette distribution est de règle depuis plusieurs années, que dans les communes qui ont adhéré à une combinaison ingénieuse, en vertu de laquelle ces communes , par leurs adhésions, se créent un droit à faire admettre des enfants malades dans les hospices maritimes de Banyuls et d'Arcachon. Il y a là, comme on le voit, un concours de circonstances favorables, dues à l'activité exceptionnelle d'un homme non moins ardent que généreux. Mais, ici, comme partout, se dresse le grand obstacle : il faut attendre, ou provoquer en vue d'avantages compensateurs, l'adhésion des communes.

Quand les villes possèdent des bureaux d'hygiène, l'œuvre de propagande se trouve considérablement facilitée. Le bureau, à l'aide des fonds dont il dispose, peut prendre l'iniative de la vulgarisation des notions hygiéniques indispensables, par telle voie qui lui convient, sans sortir de ses attributions. Dans la ville de Reims, par exemple, qui a l'heureux privilège d'avoir à la tête de son administration municipale, le professeur d'hygiène de l'école de médecine, notre ami, M. le Dr H. Henrot, le bureau d'hygiène fait distribuer, à l'occasion de toute déclaration de naissance, une notice succincte, imprimée sur une feuille de papier in-4°, contenant d'un côté, le texte de la loi de protection des enfants du 1er âge, et de l'autre, les conseils aux mères et aux nourrices sur l'hygiène des petits enfants. C'est bien là, à part quelques détails, ce que nous voulons, et si l'institution au lieu d'être spéciale à la ville de Reims, était une œuvre départementale, nous n'aurions qu'à imiter l'exemple qui nous serait offert. Le prix de revient des notices distribuées à Reims n'est guère que de dix francs par 1000 exemplaires.

Diverses villes ont pris une initiative semblable, sous l'impulsion de leur bureau d'hygiène, Montpellier, par exemple, et d'autres encore. Mais la palme nous semble, au moins d'après les renseignements que nous possédons, appartenir à la ville du Hâvre, dont le bureau d'hygiène, richement doté, sans doute, non seulement fait remettre des notices spéciales, lors de chaque déclaration de naissance, mais n'a pas publié moins de 16 brochures ou notices sur divers sujets d'hygiène, de prophylaxie contre les épidémies, etc., lesquels sont distribuées largement, dans toutes les circonstances ou il peut y avoir utilité à le faire.

Dans la pensée que nos confrères des Vosges et d'ailleurs, y trouveront un véritable intérêt, je donne ci-après les titres de celles de ces notices, que j'ai sous les yeux, et dont je dois la communication à l'obligeance de M. le Dr Launay, directeur du bureau.

1° Hygiène des enfants du premier âge. C'est le texte même des instructions formulées par l'Académie de Médecine.

2° *Conseils aux mères de famille pour les soins à donner aux enfants en bas âge, pendant les mois de chaleur, et instruction sur le mode de conservation du lait.*

3° *Précautions contre l'ophtalmie des nouveau-nés. Avis aux mères qui ne veulent pas que leurs enfants deviennent aveugles.*

Ces trois premières instructions sont distribuées gratuitement et régulièrement à l'Hôtel-de-Ville, à toute personne venant faire une déclaration de naissance.

4° *Précautions à prendre à l'état de santé; (a) hygiène individuelle (b) hygiène de la maison.*

5° *Utilité de l'hygiène. Propreté du corps.*

6° *Instruction sur les causes et l'hygiène préventive de la fièvre typhoïde.*

7° *Loi sur la protection des enfants du premier âge.*

8° *Conditions essentielles pour se bien porter.*

9° *La rage ; moyens d'en éviter les dangers et de prévenir sa propagation.*

10° *La rage ; instructions sur les soins à donner aux personnes mordues.*

11° *Instruction sur le croup et la diphtérie.*

12° *Instruction sur le chauffage des habitations.*

13° *Précautions à prendre en cas de maladie (a). Premiers soins à donner aux malades (b). Désinfection des déjections, linges, vêtements et appartements.*

14° *Instruction sur la vaccine.*

15° *Variole et vaccine. Conseils au sujet de la vaccination.*

16° *Instructions pour la désinfection dans les cas de maladies épidémiques ou transmissibles.*

Les instructions sur la désinfection sont envoyées, gratuitement comme toutes les autres, immédiatement, dans chaque famille chez laquelle un cas d'affection transmissible a été signalé. Celles qui cencernent la rage sont largement distribuées dans les écoles, à tous les agents de police, et remises, par le receveur municipal, à chaque personne qui vient solder la taxe sur les chiens, etc., etc.

On voit là encore tout un service complet et parfaitement organisé, sous l'impulsion d'une direction intelligente et énergique.

La liste serait courte, des villes dans lesquelles on pourrait rencontrer non pas seulement des services sanitaires et hygiéniques aussi complets et aussi efficaces, mais de simples mesures pratiques et permanentes, destinées à sauvegarder la vie des petits enfants. Il en est beaucoup, au contraire parmi les plus importantes, qui n'ont rien fait jusqu'ici. A Lille, par exemple, ville dont la population est de près de 190,000 habitants, il n'y a pas encore de bureau d'hygiène, et nous ne savons pas que la municipalité y ait pris, jusqu'ici, aucune mesure pour la préservation de la vie des nouveau-nés. Et pourtant, il y aurait utilité à le faire, car en 1887, il y a eu dans cette ville, pour 6,038 naissances 1264 décès à l'âge de 0 à 1 an ; c'est-à-dire 209,3 décès pour 1000 naissances. Tel est le cas de beaucoup d'autres localités, et j'aurais pu ne pas borner là mes citations.

Il en est quelques-unes où la distribution de notices hygiéniques, mise en pratique régulière pendant plus ou moins de temps a été abandonnée. Cela a eu lieu à Nantes, par exemple, d'après la note qui m'a été fournie par mon ancien condisciple, le Dr Laënnec, directeur de l'école de Médecine, et de même à Amiens, d'après le renseignement dû à l'obligeance de M. le Dr Richer, directeur du bureau d'hygiène. Les motifs qui ont, en cette circonstance, guidé les municipalités, ne m'ont pas été explicitement indiqués ; mais ils sont faciles à deviner ; tantôt on a voulu éviter de contribuer à propager des réclames dissimulées plus ou moins habilement dans les brochures ; tantôt encore, on a reculé devant la dépense. Nulle part, on n'a jugé la mesure inefficace, et je pourrais citer tels bureaux d'hygiène qui se déclarent prêts à accepter et à répandre notre notice, si elle répond aux conditions considérées comme nécessaires.

Résumant en quelques mots les renseignements contenus dans ces notes et ceux qui n'ont pu y trouver place, je constate que les efforts faits partout en faveur de l'hygiène des petits enfants ont suivi deux courants. D'une part, des associations hygiéniques, ou des hygiénistes agissant comme simples particuliers, ont élaboré des brochures ou notices qu'ils se sont efforcés de répandre partout, dans les grands centres, comme dans les villages, attendant, provoquant ou encourageant l'adhésion des municipalités. D'autre part, des centres importants de population, et en leur nom, les bureaux d'hygiène, agissant dans des cercles plus restreints, mais avec des ressources assurées et permanentes, ont fait parvenir, gratuitement et par mesure administrative, les notions hygiéniques élémentaires entre les mains de ceux à qui elles étaient indispensables. D'un côté, résultats certains, mais limités, de l'autre, action étendue indéfiniment, mais éparse, et résultats aléatoires. Ce que nous pouvons noter avec satisfaction, c'est que, après cette sorte d'enquête, impartialement exposée, notre modeste projet vosgien conserve bien l'originalité de sa physionomie, dont les traits principaux sont : 1º distribution permanente et assurée, dans toutes les mairies, et à toute personne venant faire une déclaration de naissance, d'une notice publiée aux frais du département ; 2º réduction de la dépense à un chiffre extrèmement faible, tel que le budget départemental puisse et doive l'accepter sans aucune hésitation. Tel était le projet faisant l'objet de notre première note ; rappelons seulement que la notice, imprimée sur petite feuille de carton, pourra être fournie au prix d'un centime par exemplaire, soit, pour le département entier, 100 à 120 francs par année.

Eh bien ! ce projet, j'ai la grande satisfaction d'apprendre à mes confrères et à tous ceux que ces questions intéressent, que rien ne s'opposera à sa réalisation très-prochaine. M. le Préfet des Vosges, auquel nous nous empressons de témoigner ici toute notre reconnaissance, a bien voulu accorder, sans hésiter, son bienveillant appui à notre entreprise ; il l'a faite sienne. Le faible crédit nécessaire est dès aujourd'hui assuré. C'est d'un bon augure pour la propagande désirable dans les autres départements, qui ne pourront guère se refuser à suivre l'exemple que les Vosges leur donneront.

Il ne me reste plus qu'à soumettre à l'appréciation de l'administration préfectorale, du conseil d'hygiène et de mes confrères, le projet de rédaction de la notice, pour laquelle les essais de disposition typographique vont être faits sans délai. Il va de soi que cette notice ne doit porter aucun nom d'auteur, et que les indications y seront formulées de manière à être facilement comprises par les personnes étrangères aux études scientifiques. Ainsi que toutes les notices du même genre, ou écrites dans le même but, celle-ci contiendra, comme parties essentielles et fondamentales, la plupart des propositions formulées par la Commission de l'Académie de Médecine.

Règles à suivre, par les mères et les nourrices, pour
l'élevage des petits enfants.

1. La mère qui peut, sans danger pour elle, allaiter son enfant de son sein, le doit; en cas d'obstacle absolu, elle prendra une nourrice à domicile; si cela est impossible, l'enfant sera confié à une nourrice. La nourriture au biberon, sans le secours du sein, est un procédé blâmable, s'il peut être évité; il augmente dans une proportion très-forte, les chances de maladie et de mort de l'enfant.

2. Jusqu'à l'âge de six mois, l'enfant ne doit prendre absolument que du lait, sans addition de farine ni d'aucune substance analogue. A défaut, ou en cas d'insuffisance de lait de femme, on donnera à l'enfant du lait de vache, de chèvre ou d'ânesse, provenant autant que possible du même animal et coupé d'eau.

3. Le coupage du lait sera fait uniquement avec de l'eau légèrement sucrée et tiède, par moitié pendant environ dix jours, par tiers jusqu'à la fin du premier mois, par quart jusqu'au quatrième mois, après quoi on se contentera de le sucrer très légèrement. Le mélange ne sera fait qu'au moment de l'offrir à l'enfant; pour le faire, on chauffera l'eau plutôt que le lait.

4. L'enfant prendra le lait dans des vases ou biberons en verre, sans adjonction d'aucun tube ni appareil en caoutchouc; ils seront soigneusement nettoyés après chaque repas; les restes ne seront

pas données à l'enfant, mais jetés. Il faut proscrire absolument les suçons de linge ou d'éponge.

5. Les tétées ou les repas auront lieu, pendant le jour, de 2 en 2 heures; dans la nuit, un intervalle de 4 ou 5 heures sera réservé au repos de la mère ou de la nourrice.

6. Au septième mois, ou commencera à donner des potages au lait ou de la bouillie légère de farine de blé. Au douzième mois, on pourra faire alterner les potages gras avec l'alimentation par le lait et le laitage.

7. Le sevrage pourra avoir lieu au plus tôt après le douzième mois, autant que possible après la sortie de la douzième dent. Il ne sera pas fait brusquement; l'enfant y sera préparé par des tétées de moins en moins fréquentes, remplacées par des potages gras ou maigres.

8. Chaque matin, avant le premier repas, l'enfant sera lavé de la tête aux pieds, avec de l'eau tiède en hiver, presque fraîche en été, et changé de linge; après le lavage, l'enfant sera poudré avec l'amidon ou la poudre de lycopode. On s'opposera à la formation de croûtes sur la tête, en la brossant doucement chaque jour, après l'avoir, si cela est nécessssaire, légèrement enduite d'huile.

9. L'enfant sera vêtu plus ou moins chaudement selon les saisons; mais ses bras seront laissés libres; l'emmaillotement sera toujours peu serré; la bande du ventre sera conservée pendant un mois, au moins.

10. L'enfant ne devra jamais dormir dans le lit de sa mère ou de sa nourrice. Le berceau sera très propre; les rideaux n'en seront pas complètement fermés. On ne sortira pas l'enfant avant le 15e jour, il sera ensuite porté au dehors chaque jour, si le temps le permet; les promenades alterneront avec les longs sommeils; dans les intervalles, il sera, après les premiers mois, déposé sur une couverture, libre de se remuer, de se rouler. Il apprendra seul à se relever et à marcher, sans le secours des chariots à roulettes, dont l'usage sera proscrit. Le sommeil du milieu du jour sera conservé jusqu'à l'âge de trois ans. **Le berçage est une pratique inutile.**

11. Il faut appeler le médecin dès que l'enfant est atteint soit de toux répétée, soit de vomissements fréquents, soit de coliques prolongées, ou dès que ses selles renferment des parties vertes, liquides ou solides.

12. Si l'on observe chez l'enfant, surtout peu après sa naissance, de la rougeur, du gonflement et de la chaleur des paupières, avec écoulement d'un liquide jaunâtre, il faut appeler le médecin sans délai; l'enfant peut être exposé à perdre la vue.

13. L'enfant sera vacciné du 4e au 6e mois; immédiatement, et quel que soit l'âge, en cas d'épidémie de petite vérole. Le vaccin animal est préférable de beaucoup au vaccin de bras à bras.

Le résultat de la vaccination doit être vérifié avec soin, vers le 8e jour.